BEI GRIN MACHT SICH IHR WISSEN BEZAHLT

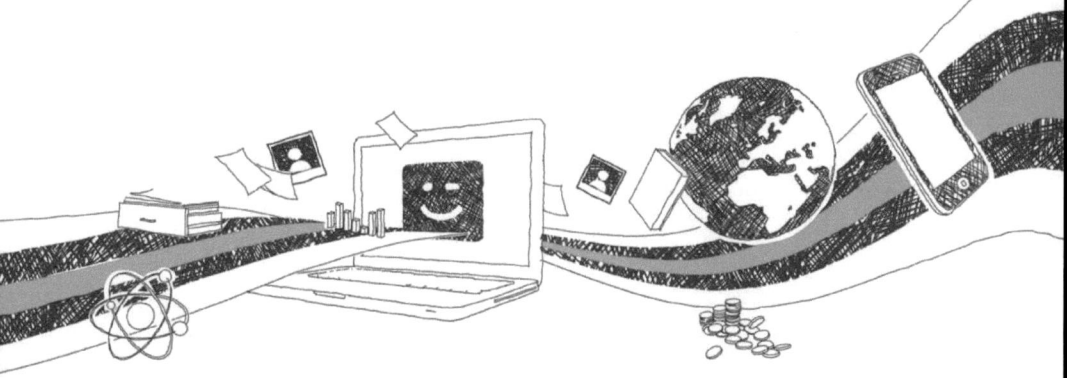

- Wir veröffentlichen Ihre Hausarbeit,
  Bachelor- und Masterarbeit

- Ihr eigenes eBook und Buch -
  weltweit in allen wichtigen Shops

- Verdienen Sie an jedem Verkauf

Jetzt bei www.GRIN.com hochladen und kostenlos publizieren

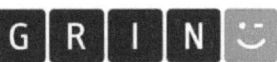

Bibliografische Information der Deutschen Nationalbibliothek:

Die Deutsche Bibliothek verzeichnet diese Publikation in der Deutschen National-
bibliografie; detaillierte bibliografische Daten sind im Internet über http://dnb.d-
nb.de/ abrufbar.

Impressum:

Copyright © 2010 GRIN Verlag
Druck und Bindung: Books on Demand GmbH, Norderstedt Germany
ISBN: 9783640734207

Dieses Buch bei GRIN:

https://www.grin.com/document/157221

Franziska Schwarzer

Public Health Genomics: Die Prävalenz von Übergewicht bei Kindern vor dem Hintergrund von genombasiertem Wissen

GRIN Verlag

GRIN - Your knowledge has value

Der GRIN Verlag publiziert seit 1998 wissenschaftliche Arbeiten von Studenten, Hochschullehrern und anderen Akademikern als eBook und gedrucktes Buch. Die Verlagswebsite www.grin.com ist die ideale Plattform zur Veröffentlichung von Hausarbeiten, Abschlussarbeiten, wissenschaftlichen Aufsätzen, Dissertationen und Fachbüchern.

Besuchen Sie uns im Internet:

http://www.grin.com/

http://www.facebook.com/grincom

http://www.twitter.com/grin_com

Hausarbeit

von

Franziska Schwarzer

aus Berlin

an der

University of Applied Sciences

Apollon Hochschule der Gesundheitswirtschaft

Public Health Genomics

Die Prävalenz von Übergewicht bei Kindern und Jugendlichen in Deutschland

und die Korrelation mit dem elterlichen Gewichtsstatus

- Ein Interventionsmodell zur Primärprävention im Zusammenhang mit

genombasierten Wissen -

Abgabedatum: Berlin, den 29.03.2010

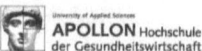

APOLLON Hochschule
der Gesundheitswirtschaft

Inhaltsverzeichnis:

Inhaltsverzeichnis I

Abkürzungsverzeichnis III

Abbildungs- und Tabellenverzeichnis III

1   Einleitung 1

2   Übergewicht und Adipositas bei Kindern 2

    2.1   Definition 2

    2.2   Messbarkeit 2

        2.2.1   Direkte Methoden zur Bestimmung des Körperfettanteils 2

        2.2.2   Indirekte Methoden zur Bestimmung des Körperfettanteils 3

3   Typische Charakteristika von Prävalenz bei Übergewicht 6

    3.1   Definitorische Einfassung der Begrifflichkeit 6

    3.2   Darlegung der Prävalenz in Deutschland 6

        3.2.1   KIGGS Studie 6

        3.2.2   Ergebnisse der KIGGS Studie 7

4   Nachweis einer Korrelation und deren Folgen 9

    4.1   Vorstellung der Kieler Adipositas- Präventionsstudie (KOPS) 9

    4.2   Erarbeitung der Ursachen und begünstigenden Faktoren 11

    4.3   Konsequenzen anhand von Fakten amerikanischer Forschungen ... 14

5   Definition und Einteilung der Prävention 16

    5.1   Definition 16

    5.2   Einteilungen 16

    5.3   Studie der Universität Dundee 18

    5.4   Allelträger vs. nicht- prädisponierte Kinder 19

6   Vorstellung eines möglichen Interventionsprogramms 20

    6.1   Neugeborenen Screening 20

        6.1.1   Erweiterung des Neugebornen Screening 21

        6.1.2   Kosten und Effizienz 22

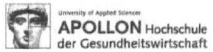

6.2   Interventionsmaßnahmen 22

7   Fazit... 26

Literaturverzeichnis IV

Anhang: IX

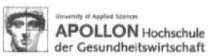
University of Applied Sciences
APOLLON Hochschule
der Gesundheitswirtschaft

Abkürzungsverzeichnis:

WHO ....World Health Organisation

BMI ....Body Mass Index

AGA..Arbeitsgemeinschaft Adipositas im Kindes- und Jugendalter

SDS.. Standard deviation score

KIGGS.. Kinder- und Jugendgesundheitsstudie

SES...Sozioökonomische Status

FTO .... fat mass and obesity associated

GenDG .... Gendiagnostikgesetz

Abbildungs- und Tabellenverzeichnis:

Abbildung 1: Perzentilenkurve von Jungen im Alter von 0 – 18 Jahren........................ 4

Abbildung 2: Perzentilenkurve von Mädchen im Alter von 0 – 18 Jahre. 5

Abbildung 3: Häufigkeit von Adipositas bei Kindern nach BMI der Mütter 10

Abbildung 4: Der Einfluss des sozioökonomischen Status auf kindliches Übergewicht...... 13

1   Einleitung

Der Wandel der Gesellschaft macht sich in Deutschland auch im Bereich der Gesundheit von Kindern und Jugendlichen bemerkbar. Im Vergleich zu Früher, die zeitweilig von Nahrungsmittelknappheit dominiert war, leben wir heute zunehmend in einer Überflussgesellschaft. Welche Auswirkung diese Entwicklung haben kann, zeigt sich auch am Beispiel junger Menschen. Bedenklich stimmt die Verbreitung von Übergewicht unter deutschen Kindern und Jugendlichen, was die aktuellen Daten der Bundesgesundheits-survey des Robert-Koch-Instituts sowie der Mikrozensus des Statistischen Bundesamtes, belegen.[1]

Relativ neu ist in diesem Zusammenhang der Forschungszweig „ Public Health Genomics ", der das Problem übergewichtiger Kinder auf genombasierten Erkenntnissen versucht zu erklären und anzugehen. Ein großes Bestreben der Public Health Genomics ist es, herauszufinden welche genetischen Einflüsse es bei weit verbreiteten Krankheiten gibt und unter welchen Umwelteinflüssen diese verstärkt werden.[2] Mit dem Ziel dieses Thema dem Leser näher zu bringen wird in der vorliegenden Arbeit, die Korrelation des kindlichen Übergewichtes mit dem elterlichen Gewichtsstatus untersucht, um darzustellen, wie hoch der Einfluss der Gene ist und welchen Anteil die Sozialisation der Kinder, sowie der sozioökonomische Status und etwaige andere Faktoren ausmachen. Die steigenden Prävalenzzahlen von Übergewicht und Adipositas bei Kindern in Deutschland zeigen, dass 15 % der Kinder und Jugendlichen im Alter von 3 bis 17 Jahren übergewichtig sind. Hier besteht im Vergleich zu den Jahren von 1985 bis 1999 ein Zuwachs von 50 %.[3] Um diese Problematik anzugehen, müssen neben den klassischen Ansätzen, die durch Ernährungs- und Bewegungsangebote bei Kindern und deren Eltern ein Umdenken bewirkt werden soll, weiter reichende und nachhaltigere Interventionsansätze entwickelt werden. Diese Arbeit stellt basierend darauf Interventionsmaßnahmen zur Primärprävention vor, die ergänzend die neusten Erkenntnisse im bereits erwähnten Bereich der Genomforschung mit einbezieht.

---

[1] vgl. Köhncke, Y. 2008.
[2] vgl. Brand, A. et al. 2004. S. 11 ff.
[3] vgl. Kurth, B.-M.; Schaffrath Rosario, A., 2007 .S. 736

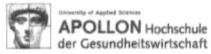
2 Übergewicht und Adipositas bei Kindern

2.1 Definition

Als Übergewicht bezeichnet man ein erhöhtes Körpergewicht in Relation zur Körpergröße.[4] Im Allgemeinen stellt Übergewicht den Übergang vom Normalgewicht zu Adipositas dar. Bei der Adipositas (lat. Adeps = Fett) handelt es sich um krankhaftes Übergewicht, was auch als Fettleibigkeit oder Fettsucht bezeichnet wird und zu gesundheitlichen Beeinträchtigung führt.[5] Die Weltgesundheitsorganisation (engl. World Health Organisation, WHO) definiert Adipositas als einen erhöhten Anteil an Fettmasse im Verhältnis zum Körpergewicht.[6]

2.2 Messbarkeit

Es gibt verschiedene Methoden mit denen man Übergewicht und Adipositas messen kann. Ein Ansatz basiert auf der Anthropometrie, der Lehre, die sich mit der Messung der Körpermaße beschäftigt. Eine der wichtigsten Messung in der Ernährungsanthropometrie ist das Wiegen des Körpergewichtes.

Eine weitere Methode, um Übergewicht zu diagnostizieren, basiert auf der Feststellung des Körperfettanteils, wodurch eine präzisere Beurteilung des Adipositas - Grades möglich ist. Die Körperfettmessung stellt ein weit verbreitetes Verfahren dar, bei der die Verteilung der Muskelmasse in Relation zum Fettanteil gesetzt wird. Die Körperfettmasse wiederum, deren Bestimmung unerlässlich ist, kann durch einige differenzierende Methoden erhoben werden. Man unterscheidet hier die direkten von den indirekten Verfahren.[7]

2.2.1 Direkte Methoden zur Bestimmung des Körperfettanteils

Zu den direkten Messmethoden des Körperfettes zählt die Hautfaltendickemessung wie z. B die der Bizeps-, Trizeps - und Subkapularfalte. Die Hautfaltendickemessung wird auch als Calipometrie bezeichnet, die mithilfe einer Caliperzange, die Dicke des

---

[4] vgl. Pschyrembel, W. 2002. S. 1711
[5] vgl. ebenda, S. 22
[6] vgl. WHO, 1998. S.276 ff.
[7] vgl. Goldapp, C.; Mann, R. 2004. S.13

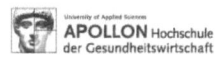
Unterhautfettgewebe, an bestimmten Arealen am Körper, misst. Anhand dieses Wertes kann dann auf den Körperfettgehalt geschlossen werden.[8]

2.2.2 Indirekte Methoden zur Bestimmung des Körperfettanteils

Unter den indirekten Messmethoden des Körperfettanteils versteht man eine Methode, die Größe und das Gewicht in Relation setzt. Ein weit verbreitetes Maß in diesem Zusammenhang stellt der Body Mass Index (BMI) dar.

$$BMI = \frac{Körpergewicht\ in\ kg}{(Körpergröße\ in\ m)^2}$$

Da die Entwicklung der Kinder und die damit verbundene Zunahme der Körpermasse, zusätzlich sowohl alters- als auch geschlechtsspezifisch ist, müssen diese Faktoren, zur Feststellung von Übergewicht neben der Größe sowie dem Gewicht jedoch mit in Betracht gezogen werden. Laut Empfehlung der aktuellen Leitlinien der Arbeitsgemeinschaft Adipositas im Kindes- und Jugendalter (AGA), soll der BMI Index bei Kindern und Jugendlichen zur Beurteilung von Übergewicht und Adipositas, mithilfe von alters- und geschlechtsspezifischen Referenzwerten auch Perzentilen genannt, verwendet werden, um die Einflussfaktoren wie Alter und Geschlecht, ausreichend mit einzubeziehen. Frau Dr. Kromeyer - Hauschild hat einen anerkannten Beitrag geleistet, bei dem sie im Rahmen der AGA, Referenzwerte für den BMI für Kinder und Jugendliche ausgearbeitet hat und darauf abgestimmt, eine individualisierte Berechnung erstellt hat. Mithilfe dieser Vorgehensweise lassen sich die Körpergröße und das Körpergewicht, durch den Standard deviation score (SDS) in Bezug auf den Mittelwert für Körpergröße, Geschlecht und Alter des Kindes auf die Standartabweichung berechnen.[9] Die Vergleichswerte basieren auf Ergebnissen von Querschnittstudien, bei denen 17147 Jungen und 17275 Mädchen

---

[8] vgl. Roschinsky, J.; Kriegel, R. 2008. S. 42
[9] vgl. Wabitsch, M.; Kunze, D. 2004. S. 12 ff.

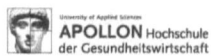
nach 1985 in mehreren Studien erfasst wurden.[10] Dieser BMI – SDS Wert zeigt die Verteilung auf, um ein wie viel Faches einer Standardabweichung der BMI Wert unter Berücksichtigung von Alter und Geschlecht, oberhalb oder unterhalb des BMI Mittelwertes, liegt.[11]

Laut der WHO gilt ein Kind mit einer Standardabweichung mit mehr als + 1 als übergewichtig. Bei einer Standardabweichung von +2 liegt Adipositas vor.[12]

Der Wert berechnet sich wie folgt: [13]

$$SDS_{LMS} = \frac{[BMI / M(t)]^{L(t)} - 1}{L(t)S(t)}$$

Die folgenden zwei Abbildungen zeigen die Perzentilenkurven für Jungen und Mädchen, die das Alter und das Geschlecht der Kinder und deren BMI ins Verhältnis mit bereits bestehenden Referenzwerten setzt. Die mit „P50" gekennzeichnete Kurve entspricht dem Normalverlauf der meisten Kinder.

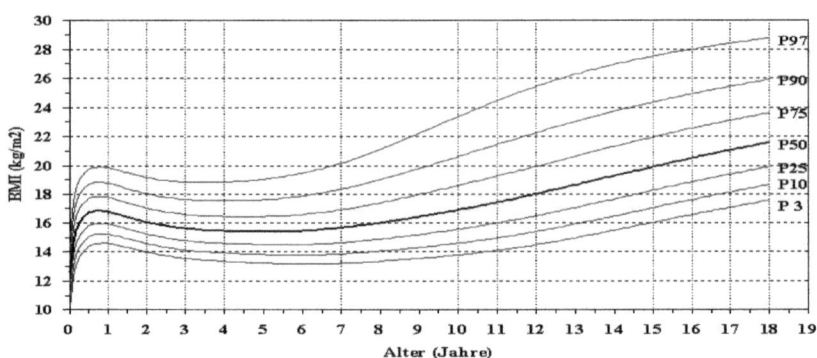

Abbildung 1: Perzentilenkurve von Jungen im Alter von 0 – 18 Jahren.[14]

---

[10] vgl. Wabitsch, M. et. al. 2004. S.5
[11] vgl. Wabisch, M.; Kunze, D. 2004. S. 12 ff.
[12] Anhang A: Tbellen der WHO mit der Übersicht der BMI Werte und Standardabweichungen für Jungen und Mädchen.
http://www.who.int/childgrowth/standards/b_f_a_tables_z_boys/en/index.html
[13] Wabisch, M.; Kunze, D. 2004. S. 13
[14] vgl. Imhof-Hänecke, C. et al. 2002

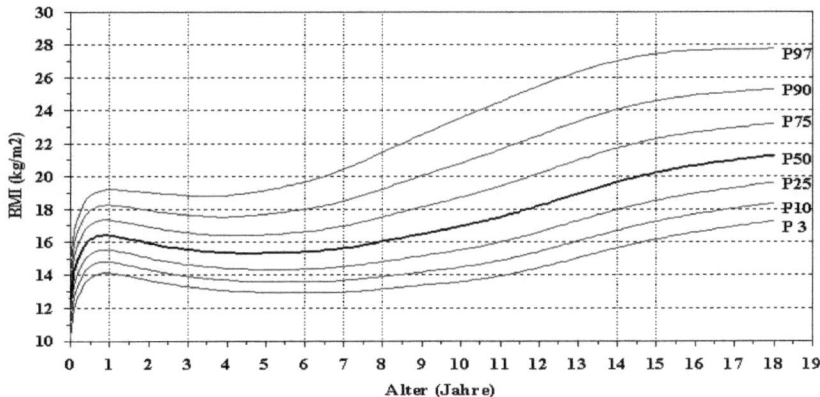

Abbildung 2: Perzentilenkurve von Mädchen im Alter von 0 – 18 Jahre.[15]

Im Zuge der Kinder- und Jugend Gesundheitssurvey des Robert Koch Institutes wurden Kinder und Jugendliche, deren BMI Wert oberhalb des 90. Perzentil lag, als übergewichtig eingestuft. Übergewichtig sind Kinder demnach, deren BMI Wert höher liegt als bei 90% der Kinder, die in den Jahren von 1985 bis 1999 gemessen und gewogen wurden. Kinder und Jugendliche die oberhalb des 97. alter- und geschlechtspezifischen Perzentils lagen, gelten als adipös. Deren BMI Wert liegt höher als bei 97% der Kinder aus dieser Vergleichsgruppe.[16]

---

[15] vgl. ebenda
[16] vgl. Kromeyer-Hauschild, K. et al. 2001. S. 807 ff.

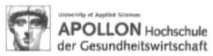

3 Typische Charakteristika von Prävalenz bei Übergewicht

3.1 Definitorische Einfassung der Begrifflichkeit

Die Prävalenz ist eine epidemiologische Kennzahl. Sie ist definiert als der Quotient aus der Anzahl, der erkrankten Personen innerhalb einer Bevölkerungsgruppe zu einer bestimmten Zeit, geteilt durch die Anzahl untersuchter Personen zum selben Zeitpunkt auf.[17] In Bezug auf den vorliegenden Fall gibt die Prävalenz Auskunft über die Häufigkeit von Übergewicht bei Kindern und Jugendlichen in einer bestimmten Population.[18]

3.2 Darlegung der Prävalenz in Deutschland

In Deutschland gibt es mehrere Studien, die repräsentative Ergebnisse im Bereich Übergewicht und Adipositas bei Kindern und Jugendlichen liefern. Diese Ergebnisse variieren allerdings zum Teil stark, so dass ein Vergleich der Studienergebnisse untereinander als schwierig erachtet wird. Der Grund für diese Schwankungen liegt zum einen darin, dass bei den Studien unterschiedliche Messmethoden angewandt wurden. Zum anderen sind Übergewicht und Adipositas oftmals nicht identisch definiert, was dazu führen kann, dass unterschiedliche Referenzsysteme verwendet werden. Ein weiterer Grund für die Abweichungen der Studienergebnisse untereinander sind die uneinheitliche Auswahl der Stichproben sowie die der Stichprobengröße.[19]Kommende Ausführungen konzentrieren sich in der Folge, im Hinblick auf die Ziele der Arbeit, auf den Ansatz der Kinder- und Jugendgesundheitsstudie (KiGGS).

3.2.1 KIGGS Studie

In der vorliegenden Arbeit werden die Daten der Kinder- und Jugendgesundheitsstudie (KiGGS), eine Basiserhebung des Robert - Koch – Institutes, zur Darstellung der Prävalenz von Übergewicht bei Kindern und Jugendlichen herangezogen. Im Rahmen der KiGGS hat das Robert – Koch Institut

---

[17] vgl. Hartwig, C. et al. S. 6.
[18] vgl. Pschyrembel, W. 2002. S. 135
[19] vgl. Goldapp, C.; Mann, R. 2004. S.13

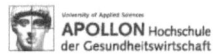

deutschlandweit Studien, an insgesamt 167 Standorten, durchgeführt. Im Rahmen dieser Studie haben von Mai 2003 bis Mai 2006 insgesamt 17.641 Kinder und Jugendliche im Alter von 0 bis 17 Jahren mit Ihren Eltern teilgenommen. Unter den Probanten befanden sich 8656 Mädchen und 8985 Jungen, darunter 14.836 Kinder und Jugendliche ab 3 Jahren. Die Studie bestand sowohl aus Befragungen als auch aus Untersuchungen und Durchführung von standardisierten Tests.[20]

3.2.2 Ergebnisse der KIGGS Studie

Wie aus der Ergebnisdarstellung des Robert Koch Institutes hervorgeht, besteht eine Zunahme der Prävalenz von Übergewicht und Adipositas bei Kindern. Insgesamt sind 15% der Kinder und Jugendlichen von 3 bis 17 Jahren übergewichtig, 6, 3 % der Kinder sind adipös. [21] Hochgerechnet bedeuten diese Zahlen, dass es ca. 800.000 adipöse und 1, 9 Millionen übergewichtige Kinder und Jugendliche in Deutschland gibt. Wenn man diese Entwicklung mit den Referenzwerten von1985 bis 1999 vergleicht, so ist ein Anstieg von 50% der Prävalenz von Übergewicht und Adipositas zu verzeichnen.

Ebenso ist ein Anstieg der Prävalenz von Übergewicht mit dem steigenden Alter der Kinder zu erkennen. So sind 3, 0% der 3 – 6 Jährigen und 6, 0% der 7 – 10 Jährigen adipös. Ein weiterer Anstieg ist in der Altergruppe der 14 – 17 Jährigen, auf 9, 0% zu verzeichnen.

Bei Kindern mit Migrationshintergrund kommt es laut der KIGGS im Alter von 3 - 7 Jahren deutlich häufiger zu Übergewicht als bei gleichaltrigen Kindern aus der nicht immigrierten Mehrheitsbevölkerung (19,5% vs. 14,1%).[22] Ein Aspekt, der an dieser Stelle nicht bewertet werden kann, da vielzählige Einflussfaktoren diese Ergebnisse begründen könnten.

---

[20] vgl. Kurth, B.-M.; Schaffrath Rosario, A. 2007. S. 736
[21] Kurth, B.-M.; Schaffrath Rosario, A.. 2007. S. 737
[22] vgl. ebenda

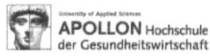

Die WHO spricht auf Basis dieser Entwicklung von einer „besorgniserregenden Epidemie".[23]Dennoch muss bei der Betrachtung der Prävalenzen darauf hingewiesen werden, dass die Entstehung von Übergewicht und Adipositas mutlifaktoriell ist. So gibt es bestimmte Risikogruppen an Kindern und Jugendlichen wie z. B die, mit geringem sozialen Status oder einem Migrationshintergrund, die eine hohe Prävalenz aufzeigen und welche, die weniger oder kaum betroffen sind.[24] Mit dem Ziel, den Einfluss der Gene in Bezug auf Übergewicht bei Kindern zu erkennen, wird im vierten Kapitel der vorliegenden Arbeit, der Zusammenhang dargestellt.

[23] vgl. WHO. 2000. S. 894
[24] vgl. Kurth, B.-M.; Schaffrath Rosario, A. 2007. S.737

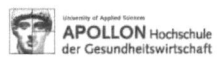
4   Nachweis einer Korrelation und deren Folgen

4.1 Vorstellung der Kieler Adipositas- Präventionsstudie (KOPS)

Die Kieler Adipositas - Präventionsstudie (Kiel Obesity Prevention Study, KOPS), die von 1996 bis 2009 durchgeführt wurde, beschäftigt sich mit den Determinanten bei Übergewicht von Kindern und dessen Beeinflussung durch Präventionsmaßnahmen.[25] Ein Studiensegment der KOPS befasst sich in diesem Zusammenhang mit dem Ernährungszustand der Eltern und Geschwister, übergewichtiger Kinder. Im Zuge der Studie wurden von 1996 bis 2001, 780 Schulkinder und 92 Familien untersucht.

Die Ergebnisse zeigen eine Prävalenz von Übergewicht der Kinder zwischen 5 und 7 Jahren, die bei ca. 22% liegt. Aus den Ergebnissen der Studie geht weiter hervor, dass bei ca. 6 % dieser übergewichtigen Kinder beide Elternteile normalgewichtig sind. Bei 14% der übergewichtigen 5 bis 7 Jährigen ist ein Elternteil ebenfalls übergewichtig. Bei 23% der Kinder sind beide Elternteile übergewichtig. Aus den Ergebnissen der KOPS Studie lässt sich so die Vermutung ableiten, dass Eltern übergewichtiger Kinder auch häufig übergewichtig sind. Weitere Ergebnisse der KIGGS Studie zeigen in diesem Zusammenhang, dass besonders das mütterliche Übergewicht, sich negativ auf den Gewichtsstatus des Kindes auswirkt.[26]

---

[25] vgl. Müller, M.-J. 2003. S. 727 ff.
[26] vgl. Kromeyer – Hauschild, K.. 2006. S. 14

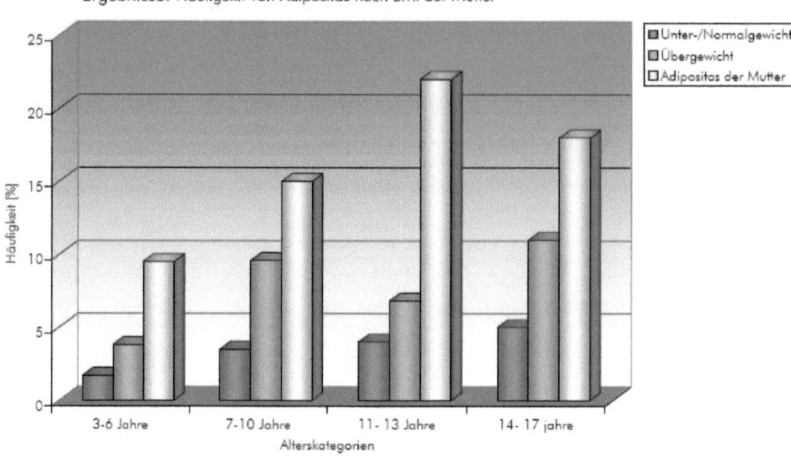

Abbildung 3: Häufigkeit von Adipositas bei Kindern nach BMI der Mütter[27]

Neben dem Einfluss durch das elterliche Gewicht hat jedoch auch der sozialen Status der Familie einen Einfluss auf das Gewicht der Kinder, wie bereits erwähnt wurde Das höchste Körpergewicht wird demnach bei Kindern aus sozial schwachen Familien festgestellt, bei denen beide Elterteile ebenfalls übergewichtig sind.[28]

Maffeis et al., anerkannte Forscher im Bereich der Sozialmedizin, beschreiben das elterliche Gewicht ebenfalls als einen Indikator für die Gewichtsentwicklung ihrer Kinder.[29] Eine Begründung kann demnach darin liegen, dass Eltern als Vorbild

[27] vgl. Kromeyer – Hauschild, K. 2006. S. 14
[28] vgl. Müller, M.-J.; Trautwein, E.-A. 2005. S. 150
[29] vgl. Maffeis, C. et al. 1998, S. 758 ff.

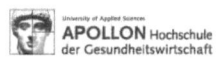
gelten und sowohl das Ernährungs- als auch das Bewegungsverhalten der Kindern erlernt ist.[30]

4.2 Erarbeitung der Ursachen und begünstigenden Faktoren

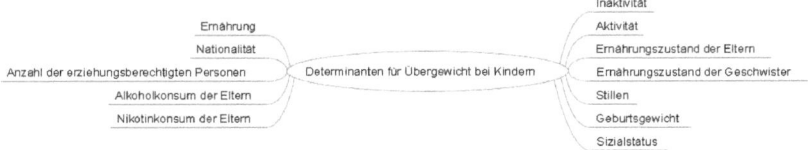

Abbildung 4: Determinanten für Übergewicht bei Kindern[31]

Ursachen

Die oben abgebildete Grafik schafft einen Überblick über etwaige Ursachen bzw. Risikofaktoren, die zu kindlichem Übergewicht führen können. Auf einige der Punkte wird im Folgenden eingegangen.

Wie anhand der Grafik sichtbar, wird die Entstehung von Übergewicht durch viele Faktoren beeinflusst und ist somit wie bereits erörtert multifaktoriell. Grundlegende Einflussfaktoren hierfür sind beispielsweise die genetische Veranlagung, der niedrige soziale Status und die variierenden Lebensbedingungen.

Entscheidend für die Ausbildung von Übergewicht ist grundsätzlich ein Missverhältnis von Verbrauch und Zufuhr von Energie. Die Ergebnisse verschiedener Studien zeigen jedoch auch, dass eine genetische Vererbbarkeit bei Adipositas besteht, die sich allerdings nicht auf die Verwertung von Lebensmittel und den Grundumsatz der Kinder bezieht[siehe 5.4 Allelträger vs. nicht- prädisponierte Kinder].

Wie aus weiteren Studien, die sich mit Zwillings- und Adoptionskindern beschäftigt haben, hervorgeht, korreliert z. B der BMI der Adoptivkinder stärker mit dem der leiblichen Eltern als mit dem der Adoptiveltern.[32] Wichtig an dieser Stelle zu

---

[30] vgl. Pudel, V. 2002. S. 41
[31] vgl. Müller, M. J. 2003. S. 19
[32] vgl. Wardle, J.2008. 1.Beitrag

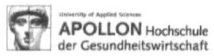
erwähnen ist, dass nicht die Adipositas selbst, sondern lediglich die Veranlagung dazu vererbt wird. [33]

Neben den genetischen Faktoren führen die erhöhte Kalorienzufuhr sowie ein erhöhter Anteil an Nahrungsfett zu Übergewicht. Ein diesen Prozess begünstigender Faktor stellt die mangelnde Aktivität und die bei Kindern zunehmende sitzende Lebensweise dar, die bei übergewichtigen Kindern im Vergleich zu ihren normalgewichtigen Altersgenossen besteht.[34]In zahlreichen Studien wird ein hoher Konsum elektronischer Medien bei Kindern festgestellt. Die Metaanalyse von Marshall et al. beweist einen signifikanten Zusammenhang von erhöhtem Körperfett bei Kindern und Fernsehen, Computer- und Videospielen.[35]

Eine weitere, wesentliche Rolle spielen die familiären Traditionen und die sozioökonomischen Bedingungen. Wie die Ergebnisse der KIGGS zeigen, besteht bei Migrantenkindern und Kindern mit Migrationshintergrund eine höhere Prävalenz im Vergleich zu deutschen Kindern.[36] Die Kultur und insbesondere der Glauben stellen demnach einen dominanten Faktor dar, wenn es um die Gesundheit und die Entstehung gesundheitsbezogenen Verhaltens geht.

Der sozioökonomische Hintergrund eines Kindes spielt laut der Studienergebnisse, bei der Entstehung von Übergewicht und Adipositas ebenso eine entscheidende Rolle. Das Risiko, in den ersten Schuljahren bei niedriger sozialer Schichtzugehörigkeit übergewichtig zu sein, ist deutlich erhöht. Kinder, deren Eltern einen Hauptschulabschluss aufweisen, haben nachweislich einen höheren BMI Wert

als Kinder mit Eltern, die einen Realschulabschluss oder Abitur haben. Folgend zwei Graphiken, die den Einfluss des sozioökonomischen Status (SES) veranschaulichen.

---

[33] vgl. Warschburger, P. et al. 2005. S. 25
[34] vgl. Lawrenz & Lawrenz. 2005. S. 31
[35] vgl. Marshall, S. et al. 2004. S. 1238 ff.
[36] vgl. Hamburgisches Welt Wirtschaftsinstitut. 2009 S. 3

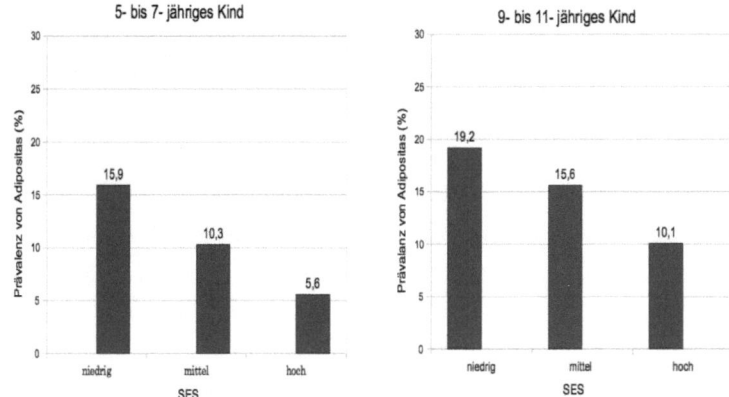

Abbildung 4: Der Einfluss des sozioökonomischen Status auf kindliches Übergewicht[37]

Nicht zuletzt sind der Zeitmangel der Eltern und die fehlenden familiären Strukturen bei der ungesunden Ernährungsweise der Kinder grundlegend. Das Essverhalten der Kinder leidet unter diesem Wandel. Das gemeinsame Essen selbst zubereiteter Mahlzeiten wird häufig durch den Verzehr von Fertigprodukten und Gelegenheitskonsum z. B durch Fast Food Restaurant Besuche und Snacks ersetzt.

Risikofaktoren

Neben den grundsätzlichen Ursachen gibt es Risikofaktoren, die die Wahrscheinlichkeit auf Übergewicht bei Kindern und Jugendlichen erhöhen können. Wie bereits erwähnt, stellt das elterliche Übergewicht häufig eine Ursache für dieses Risiko dar, was die Bedeutung der Veranlagung widerspiegelt, und als belegbaren Faktor definiert.

Studien fanden ebenso heraus, dass das Rauchen in der Schwangerschaft das Risiko für Übergewicht bei Schulkindern erhöht. Zurückzuführen ist dieser Zusammenhang

---

[37] vgl. Müller, M.J.; Trautwein, E.A. 2005. S. 147

13

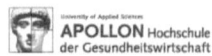
auf toxische Prozesse, die während des Rauchens auf regulatorische Mechanismen wie den Stoffwechsel und den Hormonhaushalt, einwirken.

Ein weiterer begünstigender Faktor liegt in der Ernährungsweise im Säuglingsalter. Studien haben herausgefunden, dass über 3 - 5 Monate gestillte Säuglinge, im Schulalter ein bis zu 35% niedrigeres Risiko haben, an Übergewicht und Adipositas zu leiden als Flaschenkinder. Ein Grund dafür kann in der Nährstoffzufuhr mit Muttermilch und Flaschennahrung liegen. Kinder, die mit der Flasche ernährt werden, haben in der Regel im ersten Lebensjahr eine schnellere Gewichtszunahme als gestillte Kinder. Aufgrund dieser Tatsache wurde festgestellt, dass Kinder mit einer schnelleren Gewichtszunahme innerhalb der ersten beiden Lebensjahre, im Schulalter häufiger übergewichtig sind als Kinder deren Gewicht langsamer anstieg.[38]

4.3 Konsequenzen anhand von Fakten amerikanischer Forschungen

Die Konsequenzen bzw. Folgen von Übergewicht und Adipositas im Kindesalter können sich in verschiedenen Fachgebieten der Medizin ausprägen. Im Anhang finden Sie eine Auflistung möglicher medizinischer Konsequenzen und Komorbiditäten. Die Anzahl der möglichen Folgen ist enorm und fällt in die Bereiche der kardiovaskulären, orthopädischen, chirurgischen und der psychiatrischen Medizin.[39] Das Risiko eine der Folgeerkrankungen zu bekommen, liegt bei übergewichtigen Kindern statistisch bei 10 - 20%.[40] Die Wissenschaftler Hoffmans, Kromhout & de Lezenne, die eine Langzeitstudie durchführten, machen ein leichtes kindliches Übergewicht für ein erhöhtes Mortalitätsrisiko im Erwachsenenalter verantwortlich.[41]

Mit dem Ziel, diese Auswirkungen zu beschreiben, wir in der Folge ein besonderes Augenmerk auf die Stoffwechselerkrankung Diabetes mellitus Typ 2, gerichtet, da

---

[38] vgl. Wabitsch, M. et al. 2004. S.22
[39] vgl. Rothe, I. 2009. S. 8
[40] vgl. ebenda. S. 9
[41] vgl. ebenda. S. 8

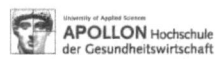
diese Krankheit früher ausschließlich bei Erwachsenen zu finden war, bis in den 90 - iger Jahren erste Fälle in den USA bei Kindern auftauchten. Eine entscheidende Rolle bei der Entstehung dieser Form von Diabetes spielt die Kombination aus genetischer Veranlagung, Übergewicht bzw. Adipositas und Bewegungsarmut.

Liu et al. haben in ihrer Veröffentlichung " Prevalence of overweight and obesity in youth with diabetes in USA", die Ergebnisse ihrer Studie präsentiert.[42] In der Langzeitstudie geht es darum, die Häufigkeit von Übergewicht und Adipositas bei jungen Diabetikern in den USA zu untersuchen. An der Studie nahmen 3953 Kinder mit Diabetes und 7666 ohne Diabetes teil. Über 90 % der Typ 2 Diabetiker waren zwischen 12 und 19 Jahren alt und über 60 % weiblich.

Die Ergebnisse verdeutlichen, dass insbesondere Adipositas für die Entstehung von Diabetes Typ 2 verantwortlich gemacht werden kann. Erstaunlich ist, dass Übergewicht bei den Diabetikern nicht häufiger vorkam als bei den gesunden Studienteilnehmern. Aber fast 80% der Typ 2 Diabetiker waren adipös. In Deutschland hält sich die Verbreitung des Diabetes Typ 2 in Grenzen obwohl die Prävalenzzahlen für Übergewicht und Adipositas bei Kindern und Jugendlichen ansteigen. Die Daten des deutschen Presse Verbandes zeigen, dass von 14.919 Patienten unter 20 Jahren nur 72 (0, 48%) einen Diabetes vom Typ 2 aufweisen.[43]

---

[42] vgl. Liu. Et al. 2009.
[43] vgl. Hürter, P. et al. 2006. S. 18 ff.

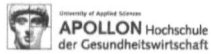
5 Definition und Einteilung der Prävention

In dem folgenden Abschnitt wir die Prävention definiert und in ihre Segmente unterteilt.

5.1 Definition

Die Prävention (lat. praevenire, praeventum: zuvorkommen) wird als Krankheitsverhütung verstanden. Sie umfasst alle zielgerichtete Maßnahmen und Aktivitäten, die einen gesundheitlichen Schaden verhindern.[44] Der Präventionsbegriff kann auch als Gesundheitsförderung weiter gefasst werden.

5.2 Einteilungen

Das Ziel der Prävention ist die Verringerung vermeidbarer Krankheiten und die Erhöhung der krankheitsfreien Lebenserwartung.[45] Die älteste und bekannteste Einteilung von präventiven Interventionen wurde von dem Psychiater Gerald Caplan 1964 aufgestellt.

Die Einteilung nach Caplan erfolgt in Primär-, Sekundär-, und Tertiärprävention.[46]

Zudem kann die Prävention in Verhaltens- und Verhältnisprävention eingeteilt werden.[47]

Primärprävention

Unter Primärprävention versteht man die Verhinderung des Neuauftretens einer Krankheit. Sie umfasst nach der „US Preventive Services Taskforce" von 1996, die Maßnahmen, die noch vor dem Auftreten einer Krankheit oder eines unerwünschten Zustandes durchgeführt werden.[48]

Das Ziel der Primärprävention liegt darin, die Inzidenz von Krankheiten zu reduzieren.

---

[44] vgl. Walter, U. et. al. 2006. S. 121
[45] vgl. ebenda.
[46] vgl. ebenda.
[47] vgl. Klotter, C. 2007. S. 177 ff.
[48] vgl. Hurrelmann, K. et al. 2006. S. 1093 ff.

16

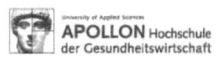

Beispiele für die Primärprävention bezogen auf Übergewicht wären Ausdauertraining, eine obst- und gemüsereiche- sowie fettarme Kost.

Sekundärprävention

Die Sekundärprävention umfasst sowohl Maßnahmen, die zur Früherkennung von Krankheiten eingesetzt werden aber auch jene, bei bereits ansatzweise auftretender Krankheit umso eine Chronifizierung zu verhindern.

Das Ziel der Sekundärprävention liegt in der Senkung der Inzidenz von bereits bestehenden Erkrankungen.[49]

Beispiele der Sekundärprävention sind beispielsweise die Früherkennungsuntersuchungen wie die Mammographie und die Koloskopie.

Tertiärprävention

Die Tertiärprävention kommt zum Tragen, wenn einer Erkrankung eingetreten ist und es heißt, Folgeschäden zu verhindern bzw. zu minimieren. Die Rehabilitation wird häufig synonym für diese Art von Prävention verwendet.[50]

Verhaltensprävention

Verhaltensprävention ist darauf ausgerichtet, der Gesundheit schadendes Verhalten zu verändern und gesundheitsfördernde Verhaltensweisen zu unterstützen. Diese Weise von Prävention bezieht sich auf das Verhalten von Personen. Ein Beispiel wären hier beispielsweise Anti- Rauch Kampagnen.[51]

Verhältnisprävention

Bei dieser Art von Prävention geht es darum, einen Lebensraum zu schaffen, der gesundes Leben fördert. Die Verhältnisprävention bezieht sich somit auf die Umwelt und schafft Vorraussetzungen, dass Alkohol z .B nicht mehr an Minderjährige verkauft werden darf oder, dass die Trinkwasserhygiene ein allgemeines Gut wird.[52]

---

[49] vgl. Walter, U. et. al. 2006. S. 121
[50] vgl. ebenda.
[51] vgl. Klotter, C. 2007. S. 177 ff.
[52] vgl. ebenda. S. 177 ff.

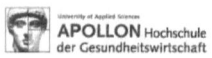
Adipositas - Gen

Die Wissenschaft beschäftigt sich schon lange mit der Vererbung von Adipositas. So werden Mutationen in Genen, die für die Appetitregulation zuständig sind, für das erhöhte Körpergewicht verantwortlich gemacht. Eine Form stellt die autosomal - dominant vererbte Adipositas dar .Sie wird durch Mutationen des MC4-R Gens hervorgerufen. 1-6% der Patienten mit schwerer Adipositas tragen dieses mutierte Gen.[53]

Im April 2007 wurde das Fettmacher-Gen (fat mass and obesity associated, FTO) von britischen Wissenschaftlern entdeckt.

5.3 Studie der Universität Dundee

Die Studie des Wissenschaftlers Colin Palmer, der schottischen Universität Dundee verdeutlicht, welchen Zusammenhang das FTO-Gen mit der Entstehung von Adipositas hat und in wieweit das Gen das Essverhalten beeinflusst. Die Studie wurde mit 2.726 Kindern, im Alter von 4 -10 Jahren durchgeführt. Die Studienteilnehmer wurden auf das FTO-Gen gescreent.

Die Auswertungen zeigen, dass das FTO-Gen bzw. die Genvariante „rs9939609", im Hypothalamus an der Regulierung des Appetits beteiligt ist und für einen übermäßigen Appetit auf Süßes und Fetthaltiges verantwortlich gemacht werden kann.[54]

Es wurde festgestellt, dass Träger eines mutierten Allels im Durchschnitt 1,2 Kilo mehr wiegen als „genfreie" Personen. Träger zwei mutierter Allele zeigen laut der Studie, einen durchschnittlichen Gewichtsanstieg von 3 Kilo.[55]

Die Korrelation zwischen Trägern des FTO-Gens und Übergewicht bzw. Adipositas konnte durch die Forschungsgruppe um Prof. Dr. Stumvoll, der Universität Leipzig, bei bereits 37.759 Personen nachgewiesen werden.[56]

---

[53] vgl. Siegenthaler, W. 2006. S. 198
[54] vgl. Cecil.J. E. et al. 2009. S. 1571
[55] vgl. ebenda. S. 1571
[56] vgl. DGE. 2010. 53.Symposium der Deutschen Gesellschaft für Endokrinologie.

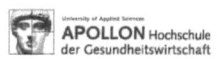

5.4 Alleleträger vs. nicht- prädisponierte Kinder

Um die bereits bestehenden Interventionsmaßnahmen zur Primärprävention für Kinder weiterentwickeln zu können, müssen charakteristische Merkmale bzw. Verhaltensweisen dieser prädispositionierten Kinder aufgezeigt werden. Ohne das Vorhandensein von bestimmten Charakteristika wäre die spezifische Prävention dieser Kinder als Gegenstandslos zu betrachten und würde im Hinblick auf vorbeugende Prozesse keinen Sinn ergeben.

In der schottischen Studie von Palmer wurden 97 der Kinder, die das FTO-Gen aufwiesen, bezüglich ihrer Energiebilanz und ihr Essverhalten hin, untersucht.

Aus den Studienergebnissen zu entnehmen ist, dass prädispositionierte Kinder keinen verringerten Grundumsatz haben, d. h sie zeigen die gleichen Vorraussetzungen, Energie zu verbrauchen, wie „normale" Kinder. Zudem zeigten sich die FTO-Kinder auch nicht bewegungsärmer als die Vergleichskinder.[57]

Einschneidender waren die Ergebnisse bei dem Essverhalten. Hier zeigten die prädispositionierten Kinder einen deutlichen Hang zu energiedichteren d. h fetthaltigeren und süßeren Nahrungsmitteln. Es wurde weiter herausgefunden, dass Träger des Gens häufiger und größere Mengen essen, um sich wohl zu fühlen und eher unterbewusst handeln.

Bezüglich der Persönlichkeitsstruktur Übergewichtiger, die Träger des FTO-Gens sind, fand die Arbeitsgruppe um Prof. Dr. Stumvoll, der Universität Leipzig, eine erhöhte Risikobereitschaft bei den Betroffenen, heraus.[58]

---

[57] vgl. Schaffrath, L. N. 2008
[58] vgl. Adams, B. 2010

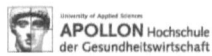
6 Vorstellung eines möglichen Interventionsprogramms

Das Interventionsprogramm soll darauf abzielen, Kindern und deren Eltern, zu helfen, die Entstehung von Übergewicht und Adipositas im Ansatz zu vermeiden. Inwiefern und an welchen Stellen die bisherigen Interventionsmaßnahmen im Hinblick auf genombasierte Erkenntnisse zu erweitern wären, wird in dem folgenden Abschnitt erfolgen. Hierbei ist Grundlage der Betrachtung die Primärprävention. Das Modell besteht aus drei Komponenten, wobei es sich zum einen um Ergänzungen bereits bestehender Programme handelt und zum anderen mögliche neue Beiträge leistet. In der vorliegenden Arbeit wird in diesem Zusammenhang bewusst von Primärprävention gesprochen, da die genetische Disposition für Übergewicht und Adipositas ein Risiko und keine Diagnose darstellt, und somit nicht zwangsläufig sekundär präventiv zu betrachten ist.

6.1 Neugeborenen Screening

In der Bundesrepublik Deutschland wird ein Kind nach der Geburt einem sogenannten Neugeborenen Screening unterzogen, das auf Zielkrankheiten hin testet, die der Früherkennung von angeborenen Stoffwechselstörungen und endokrinen Störungen dient.

In Deutschland werden Neugeborene derzeit auf vier Stoffwechselerkrankungen hin gescreent.

1) Phenylketonurie   (Häufigkeit: ca. 1 : 10.000)

2) Galaktosämie   (Häufigkeit: ca. 1 : 75.000)

3) Hypothyreose   (Häufigkeit: ca. 1 : 4.000)

4) Mukoviszidose   (Häufigkeit: ca. 1 : 2.500) [59]

Das Screening der Phenylketonurie und der Hypothyreose ist gesetzlich vorgeschrieben und wird auch gegen Zustimmung der Eltern durchgeführt.[60]

---

[59] Paslack, R. 2008. S. 73

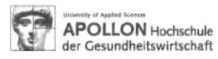
Es handelt sich bei dem Test auf diese Stoffwechselstörungen um einen Bluttest.

In Deutschland wird auch die präventive Gendiagnostik für bestimmte Erkrankungen eingesetzt, allerdings ist sie kein fester Bestandteil des Neugeborenen Screening.

6.1.1 Erweiterung des Neugebornen Screening

Eine Grundvorrausetzung um gezielte Präventionsmaßnahmen bei Übergewicht, im Zusammenhang von genombasiertem Wissen, zu erarbeiten, wäre die Feststellung der Veränderung des Gens bzw. dem Vorhandensein der Genvariante „rs9939609".

Durch eine prädiktive Testung kann dann die Disposition von Übergewicht und Adipositas diagnostiziert werden um beim positivem Befund, das Risiko für Übergewicht und Adipositas frühzeitig eingeschätzt werden, worauf Interventionen folgen könnte. Ob und inwieweit sich diese Interventionsmaßnahmen, von den bereits bestehenden Maßnahmen abgrenzen lassen, wird im Folgenden sichtbar. Bei negativem Testergebnis hingegen, hätten die Personen, die Sicherheit, dass bei ihnen keine genetische Disposition bzw. kein höheres Risiko für Übergewicht und Adipositas besteht.

Es liegt nahe, dass die Erweiterung des Neugeborenen Screenings um einen prädiktiven Gentest nicht unumstritten ist.[61] „Kritiker von Gentests befürchten, dass mangelnde und fehlende Interventionen das Testergebnis, überflüssig machen und halten die „ maßgeschneiderte" Prävention für fraglich".[62]

Zudem ist in Deutschland der Einsatz von Gentest nicht uneingeschränkt möglich. Im Juli 2009 wurde das Gesetz über genetische Untersuchungen beim Menschen

(Gendiagnostikgestz-GenDG) vom Bundestag beschlossen. Das Gesetz regelt die Rahmenbedingungen für genetische Untersuchungen beim Menschen sowie den Umgang mit genetischen Proben.[63]

---

[60] vgl. ebenda S.70 ff.
[61] vgl. Walter, U. et al. 2002. S.208 ff.
[62] Luber, E. 2008. S.246
[63] vgl. Bundesrat, Drucksache. 2009. S.1ff.

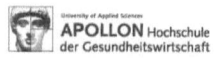
Gänzlich spielen bei dem gesundheitsökonomischen Aspekt die Kosten eine wesentliche Rolle.

6.1.2 Kosten und Effizienz

Die Weiterentwicklung der medizinischen Technik führt in Deutschland zu einer stetig steigenden Zahl von Gesundheitsausgaben. Wichtig ist in diesem Zusammenhang ist die Frage inwieweit sich genetische Test als Reihenuntersuchungen aus gesundheitsökonomischer Sicht als sinnvoll erachten? Bisher wurden DNA-screenings hinsichtlich gesundheitsökonomische Evaluationen im Bereich des genetischen screenings für folgende Erkrankungen wie erblicher Brust,- und Eierstockkrebs, Retinoblastom, etc. durchgeführt. Es liegt nur für eine wenige Indikationen eine Wirtschaftlichkeit vor, da es schwierig ist, den Zusammenhang zwischen genetischer Mutation und Erkrankung nachzuweisen. [64]In dem vorliegenden Fall müsste eine prädiktive genetische Diagnostik aller Neugebornen durchgeführt werden, da die Genvariante „rs9939609" in diesem Alter noch keine phänotypischen Merkmale ausprägt hat. Leider liegt in dem vorliegenden Fall keine Kosteneffizienzstudie vor. Ziel der Kosteneffizienzstudie wäre es darzulegen ob sich der Gen Test im Rahmen eines Screenings bezüglich seiner Kosten lohnt und im Laufe der Zeit, hohe Einsparung bei den später entstehenden Kosten, rechtfertigt. Nur mit einer Kalkulation, die die zu erwartenden Rückflüsse, prognostiziert, kann die gesellschaftliche Sinnhaftigkeit eines Screenings auch monetär bewertet werden.

6.2 Interventionsmaßnahmen

Für die präventiven Interventionen bei Kindern zur Prophylaxe von Übergewicht und Adipositas werden in dem vorliegenden Abschnitt Maßnahmen vorgestellt

Die Intervention besteht aus drei Phasen, die sich in drei Lebensabschnitte der Kinder und Jugendlichen unterteilen lässt.

---

[64] vgl. Rogowski, W.; Langer, A. 2007. S. 87ff.

22

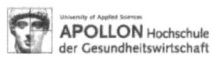

Erste Phase (0- 8 Jahre)

Die erste Phase beschäftigt sich mit Präventionsmaßnahmen für prädisponierten Kinder im Alter von 0 – 8 Jahren (Vollendung des 8. Lebensjahres) und deren Eltern. Diese Präventionsmaßnahmen sind auch auf „gesunde" Kinder und deren Eltern übertragbar, weil sich zu diesem Zeitpunkt keine Besonderheiten erkennen lassen, die eine allelträgerspezifische Prävention fordern. Folgende Präventionsmaßnahmen (P- Maßnahmen) können angedacht werden.

Präventive Maßnahmen :

In der Schwangerschaft steht als präventive Maßnahme, die Aufklärung der Eltern im Vordergrund. Im Zusammenhang von vorgeburtlichen Kursen sollten die Krankenkassen, den Eltern zwei Blockveranstaltungen anbieten:

In dem medizinischen Block geht es darum, den Eltern die Risikofaktoren und Ursachen näher zu bringen, die für die Entstehung von Übergewicht bei Kindern verantwortlich sind. Die Eltern sollten über die hohe Relevanz des Stillens und dessen Bedeutung bezüglich des Übergewichtes bei Kindern und Jugendlichen, aufgeklärt werden. Des Weiteren muss eine gesonderte Aufklärung der Mütter über den Zusammenhang von Rauchen in der Schwangerschaft als Gesundheitsgefährdung und als Risikofaktor für Übergewicht ihres Kindes, stattfinden. Die Eltern sollten darüber informiert werden, dass eine Korrelation zwischen dem elterlichen Gewichtsstatus und dem der Kinder gibt und dass das Risiko für Übergewicht vererbt wird.

Der pädagogische Block soll den Eltern Wissen über die Entwicklung ihres Kindes und über Lernprozesse vermitteln. Ziel des pädagogischen Blocks ist es das Essverhalten als einen erlernten Prozess darzustellen und mögliche Störfaktoren aufzuzeigen. Zudem sollte den Eltern deren Verantwortung als Vorbild bewusst gemacht werden.

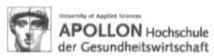
Im Laufe der ersten Lebensjahre des Kindes sollten weitere Informationsveranstaltungen für Eltern zur gesunden Ernährung seitens der Krankenkassen angeboten werden. Mögliche Themen könnten über gesunde Beikost und Getränke erfolgen. Ebenso sollte vor zuckerhaltiger Kindernahrung sowie Getränken gewarnt werden und deren Folgen erläutert werden.

Weitere Themen der Infoveranstaltungen sollten auch mögliche Zubereitungsverfahren für Kindernahrung sein wie z. B Garen, kochen und pürieren.

Da die kindliche Bewegung ein wesentlicher Bestandteil der Entwicklung in den ersten Lebensjahren ist, wäre es sinnvoll, wenn Krankenkassen zunehmend Babyschwimmkurse und Babyturnen für Kinder anbieten werden. Durch die frühzeitige Bewegung werden die Kinder an körperliche Aktivität gewöhnt.

Bereits in jungem Alter tragen öffentliche Institutionen eine hohe Verantwortung im Bereich Ernährung tätig zu werden. Es gibt bereits zahlreiche Modelle, wie gesunde Ernährung bereits in Kindertagesstätten und später dann in Schulen aussehen kann. Das Bundesministerium unterstützt einige solcher Projekte zur gesunden Ernährung von Kindern in Kitas und Schulen wie z. B im Rahmen des nationalen Aktionsplans IN FORM, FIT KID – Die Gesund – Essen – Aktion für Kitas oder Gut drauf.[65] Ein weiterer Ausbau solcher, präventiver Strukturen ist zu empfehlen. Hohe Kosten sollten tatsächlichen, nachhaltigen und überdauernden Einsparungen gegenüber gestellt werden, um objektive Entscheidungen treffen zu können.

<u>Zweite Phase (9- 14 Jahre)</u>

In der zweiten Phase werden Maßnahmen für Kinder und deren Eltern im Alter von 9 – 14 Jahren (Vollendung des 14. Lebensjahres) vorgestellt. Dieser Phase kommt eine hohe Bedeutung zu, da sich laut den Ergebnissen der KIGGS Studie in diesem Altersabschnitt, die Prävalenzzahlen von Übergewicht uns Adipositas bei Kindern und

---

[65] vgl. Bundesministerium für Ernährung, Landwirtschaft und Verbraucherschutz

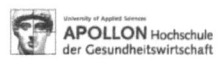

Jugendlichen drastisch erhöhen.[66] Hier werden präventive Maßnahmen vorgestellt, die spezifisch für prädisponierte Kinder und Jugendliche ihre Anwendung finden, indem sie konkret auf die Verhaltensweisen dieser Kinder in Bezug auf Essen eingehen. Wie bereits aufgezeigt, zeichnen sich prädisponierte Kinder durch übermäßiges Essen aus, was neben dem Sättigungseffekt auch einen psychologischen Belohnungseffekt hat. Eine mögliche Präventionsmaßnahme wäre mithilfe von pschychologischer Arbeit möglich, indem mit den Kindern substitionelle Belohnungssysteme erarbeitet werden wie z. B ein Belohnungspunktesystem. Als allgemeine Maßnahmen könnte in Schulen das Unterrichtsfach "Gesundheitskunde" den Kindern, fundiertes Wissen über gesunde Ernährungsweisen, Zubereitung von Nahrung wie Nahrungsmittelkunde und Krankheitsbilder mit ihren Folgen geben.

Die Einführung dieses Faches würde auch sekundär präventiv das gesundheitsfördernde Verhalten, bereits übergewichtiger Kinder fördern.

<u>Dritte Phase (15- 17 Jahre)</u>

Die dritte Phase beschäftigt sich mit Präventionsmaßnahmen für Jugendliche im Alter von 15 – 17 Jahren. In dieser Zeit wird versucht mithilfe von psychologischer Unterstützung, mögliche Probleme der eigenen Person oder gesellschaftlicher Art, fachkompetent zu begegnen. Die therapeutischen Maßnahmen können in Zusammenarbeit von Schulpsychologen oder Externen durchgeführt werden. Wichtig ist es an dieser Stelle, dass die Jugendlichen einen Ansprechpartner haben, dem sie vertrauen. Da aus den Studienergebnissen der schottischen Studie deutlich wird, dass die prädisponierten Kinder sich risikofreudiger zeigen als andere und sie diesen Zustand auch mit Essen ausgleichen, gilt es an dieser Stelle eine spezielle Maßnahme für diese Jugendlichen zu konzipieren.

Ein passendes Freizeitangebot für Jugendliche wäre z. B der Besuch eines Hochseilgartens, wo sie ihren Mut unter Beweis stellen können und ihr risikobereites Verhalten ausleben können.

---

[66] Kurth, B.-M.; Schaffrath Rosario, A., 2007.S. 736

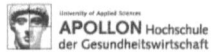

7   Fazit

Zusammenfassend kann gesagt werden, dass es schwierig ist zu einem eindeutigen Ergebnis zu kommen, da die Fragestellung nach einem möglichen Präventionsprogramm in Verbindung mit genombasiertem Wissen, viele wissenschaftliche Bereiche tangiert und somit mit einer hohen Komplexität verbunden ist.

Wie aus der Darstellung der Präventionsmaßnahmen sichtbar wird, sind die ersten Lebensjahre eines Kindes in Bezug auf Lern,– und Entwicklungsprozesse, ausschlaggebend. In der vorliegenden Arbeit wurde versucht, spezifische Präventionsmaßnahmen für prädisponierte Kinder zu erarbeiten. Den Ergebnisse zur Folge unterscheiden sich die Interventionsmaßnahmen zur Primärprävention nicht deutlich zwischen disponierten und normalen Kindern, so dass davon ausgegangen werden kann, dass der Benefit dieser speziellen Maßnahmen, nicht gegeben ist. In diesem Zusammenhang kann davon ausgegangen werden, dass eine Segmentierung dieser beiden Gruppen in Bezug auf Prävention bei Übergewicht nicht sinnvoll wäre.

Demzufolge würde ein Gentest in Form eines Neugeborenen Screenings, der die Allelträgerschaft der Genvariante für Übergewicht und Adipositas diagnostiziert als nicht effektiv anzusehen sein. Dennoch könnte ein Nutzen im Screenings bereits adipöser Kinder bzw. Jugendlicher bestehen, worauf dann spezielle vereinzelte sekundär präventive Interventionen folgen würden. Aus gesundheitsökonomischer Sicht, kann nur gemutmaßt werden, dass die Rentabilität eines prädiktiven Gentest gering ist, da alle Kinder getestet werden müssten.

Die bei einem Gentest entstandenen Kosten müssen aus ökonomischer Sicht die später entstandenen Kosten bei einer Adipositas rechtfertigen. Das gestaltet sich sehr schwierig, da das Gen lediglich ein Risiko bezeichnet und die Allelträgerschaft bis zur Erkrankung sehr verschwommen ist, da die Genvariante eine geringe Penetranz zeigt. Zum anderen spielen die restlichen Faktoren der Lebensführung eine dominante Rolle und entscheiden letztes Endes über den Gewichtsstatus eines Kindes.

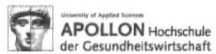

Es sollte sich die Frage gestellt werden, ob der modernste Stand der Technik einen Gewinn bringt um die Prävalenz von Übergewicht bei Kindern und Jugendlichen zu stoppen oder ob es vielmehr in der Verantwortung unserer Gesellschaft liegt, dieser Problematik entgegenzuwirken?

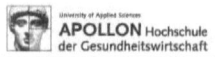

Literaturverzeichnis:

Adams, B. 2010. Ursachen für Übergewicht und Adipositas. Pressemeldung. Nr.2010/029. http://www.zv.uni-leipzig.de/service/presse/pressemeldungen.html ?ifab_modus=detail&ifab_uid=4206e3899620100204171053&ifab_id=3637

Brand, A. und Kailitz, S. 2008. Theorie: Selbst die Kleinsten erben. Das Parlament. Nr.44 – 45

Brand, A. et al. 2004. Gutachten im Auftrag der Friedrich-Ebert-Stiftung. Gesundheitssicherung im Zeitalter der Genomforschung.

http://library.fes.de/pdf-files/stabsabteilung/02677.pdf

Bundeszentrale für gesundheitliche Aufklärung (BZgA). 2007. Fachheftreihe: Gesundheitsförderung konkret. Die Versorgung übergewichtiger und adipöser Kinder und Jugendlicher in Deutschland. Band.8.

Bundesrat Drucksache. 2009. 374/09. Gesetzesbeschluss, Gesetz über genetische Untersuchungen beim Menschen

www.eurogentest.org/uploads/1247230263295/GenDG_German_English.pdf   - 162k

Cecil, J.E. et al. 2009, April. Abstract: An Obesity-Associated FTO Gene Variant and increased Energy Intake in Children. N Engl J Med; http://content.nejm.org/cgi/content/short/359/24/2558.

DGE. 2010. 53.Symposium der Deutschen Gesellschaft für Endokrinologie.3.-6.März 2010

http://dge2010.de/index.php?option=com_content&task=view&id=74&Itemid=35

Federspiel, B. 2005. Bericht: Gesundheitsförderung Schweiz. Kernthema: Gesundes Körpergewicht, Ökonomische Perspektive. Winterthurer Institut für Gesundheitsökonomie.

Focus Migration, (Hrsg): Hamburgisches WeltWirtschaftsInstitut. 2009. Kurzdossier Nr.12. April 2009. S.3. http://www.hwwi.org/uploads/tx_wilpubdb/KD_12_Migranten_Gesundheit.pdf

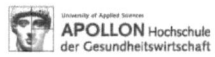
APOLLON Hochschule
der Gesundheitswirtschaft

Goldapp, C. und Mann, R. 2004. Zur Datenlage von Übergewicht und Adipositas bei Kindern und Jugendlichen. Prävention. Zeitschrift für Gesundheitsförderung. Jahrgang 27. ISSN -01702602

Grefe, C. 2006. DIE ZEIT, 28.09.2006.Nr.40.Patient, Kind. Vom Moppelchen zum Monster.

Hartwig, C. et. al. Einführung in die Epidemiologie. STABHO1 – 0508A02

Hurrelmann, K. et al. 2006. Handbuch Gesundheitswissenschaften. ISBN -10-37799-0790-9. Juventa Verlag.

Hürter, P. et al. 2006. Kompendium pädiatrische Diabetologie. ISBN:978-3-540-40059-2. Springer Verlag.

Imhof-Hänecke, C. et al. 2002. Gesund & Bewegt. Arbeitsheft. Beurteilung des Körpergewichts. Kapitel 3. www.energie-management.ch/perzemtil.html. Schulverlag blmv AG

Köhncke, Y. April 2008. Berlin- Institut für Bevölkerung und Entwicklung. http://www.berlin-institut.org/online-handbuchdemografie/bevoelkerungsdynamik/auswirkungen/neue-volkskrankheiten/uebergewicht.html)

Kurt, B.M und Schaffrath Rosario, A. 2007 . Die Verbreitung von Übergewicht und Adipositas bei Kindern und Jugendlichen in Deutschland. Ergebnisse des bundesweiten Kinder- und Jugendsurveys (KiGGS). Bundesgesundheitsblatt – Band 50. Heft 5/6. Mai-Juni.

http://www.bundestag.de/dokumente/analysen/2009/uebergewicht.pdf

Kromeyer-Hauschild, K. et al. 2001. Perzentile für den Body Mass Index für das Kinder- und Jugendalter unter Heranziehung verschiedener deutscher Stichproben. Monatsschr. Kinderheilkd. 149.

www.psychologie.tu-dresden.de/i2/klinische/publikationen/literatur/481.pdf

V

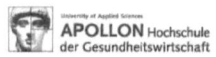
Kromeyer – Hauschild, K. 2006. Gesund alt werden – eine Herausforderung für jedes Lebensalter.
http://www.thueringen.de/imperia/md/content/tmsfg/abteilung6/referat41/gz_gesun d_alt_werden_1_frau_dr._katrin_kromeyer-hauschild.pdf

Lawrenz & Lawrenz. 2005. Bedeutung von Bewegung und Sport beim adipösen Kind. In Wabitsch, M. (Hrsg). Adipositas bei Kindern und Jugendlichen- Grundlagen und Klinik. Springer Berlin.

Klotter, C. 2007. Einführung in die Ernährungspsychologie. ISBN-10:3-8252-2860-6. Utb GmbH.

Liu, L. et. Al. 2009. Prevalence of overweight and obesity in youth with diabetes in USA. Pediatrics Diabetes. May.15.2009. PMID:19473302

Luber, E. 2008. Angewandte Kindheitswissenschaften: Eine Einführung für

Studium und Praxis.ISBN-10:3-7799-2223-1.Juventa Verlag GmbH

Maffeis, C. et al. 1998. Influence of diet, physical activity and parents' obesity on children's adiposity: a four-year longitudinal study. Int J Obes Relat Metab Disord.

Marshall, S. et al. 2004. Relationships between media use, body fatness and physical activity in children and youth: a meta-analysis. Int J Obes 28.

Michna, H. et al. 2006. Prävention auf dem Prüfstand. 2. Interdisziplinärer Kongress –Junge Naturwissenschaft und Praxis. Band 68. ISBN – 3- 9809206-6-6

Müller, M.J. und Trautwein, E.A. 2005. Gesundheit und Ernährung – Public Health Nutrition. Ulmer Verlag

Müller, M. J. 2003. Bundesgesundheitsblatt Nr. 46.

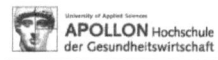
Müller, M. J. 2003. Übergewicht bei Kindern und Jugendlichen – Ursachen und Möglichkeiten der Prävention. http://www.bll.de/download/ernaehrung-bewegung/ursachen-uebergewicht/mueller-uebergewicht-bei-kindern-und-jugendlichen.pdf

Paslack, R. 2008. Gentests auf dem Prüfstand –Zur Qualitätssicherung von Gentest in der Humanmedizin. ISBN-10:3-89975-847-1. Meidenbauer, Martin, Vlg.

Pschyrembel, W. 2002. Pschyrembel. 259.Auflage. ISBN-10: 3110165228. Gruyter Verlag

Pudel, V. 2002. So macht Essen Spaß! Ein Ratgeber für die Ernährungserziehung von Kindern. ISBN-10:3-407-22846-5. Beltz Verlag

Rogowski, W. und Langer, A. 2007. Gendiagnostik in Deutschland. Gentechnologiebericht .
Gentests und deren Einsatz für Reihenuntersuchungen
aus gesundheitsökonomischer Perspektive.
http://edoc.bbaw.de/volltexte/2009/832/pdf/23ELU4IHb9qWE.pdf

Roschinsky, J. und Kriegel, R. 2008. Sport und Bewegung bei Diabetes – Aktiv dabei. ISBN-10:3-89899-409-0. Meyer+Meyer Fachverlag

Rothe, I. 2009. Adipositas von Kindern und Jugendlichen. Einfluss des sozioökonomischen Wandels in der Gesellschaft auf das Gesundheitsverhalten. ISBN-10: 3-8366-7579-X. Diplomica Verlag

Schaffrath, L.N. 2008. Studie: Adipositas-Gen steigert Kalorienzufuhr. Deutsches Ärzteblatt. Deutscher Ärzte Verlag.
http://www.aerzteblatt.de/v4/news/news.asp?id=34737

Schröder, E.M .2006. www.familienhandbuch.de/cms/Ernaehrung_BMI_J.jpg

Siegenthaler, W. 2006. Klinische Pathophysiologie. 9.Auflage.ISBN 3134496097.Georg Thieme Verlag .

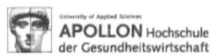
Thorbrietz, P. 2002. Kursbuch. Gesunde Kinderernährung. ISBN – 10: 3898830357. Sandmann Verlag.

Von Lengerke, T. 2007. Public Health – Psychologie. Individuum und Bevölkerung zwischen Verhältnissen und Verhalten. ISBN -978-3-7799-1569-0 . Juventa Verlag.

Wabitsch, M. et al. 2004. Adipositas bei Kindern und Jugendlichen – Grundlagen und Klinik. ISBN-10: 3-540-01251-6 . Springer Verlag.

Wabitsch, M.; Kunze, D. 2004. Leitlinien der Konsensus-Konferenz der AGA.

www.adipositas-gesellschaft.de/daten/Leitlinien-AGA-2004-09-10.pdf

Walter, U. et al. 2002. Prävention durch Krankenkassen - Zielgruppen, Zugangswege, Wirksamkeit und Wirtschaftlichkeit.
ISBN-10:3-7799-1656-8. Juventa Verlag GmbH

Walter, U. et al. 2006. Alt und gesund? Alter(n) in der Gesellschaft. Band 11. ISBN-10: 3-8100-4084-3. VS Verlag für Sozialwissenschaften.

Wardle, J. 2008. 1. Beitrag, Wissenschaftlicher Informationsdienst. American Journal of Clinical Nutricion, 87

Warschburger, P. et al. 2005. Adipositas. Materialien für die klinische Praxis/ Praxismaterial. ISBN-10:3-621-27489-8. Psychologie Verlagsunion.

WHO Obesity. 1998. Preventing and managing the global epidemic. World Health Organisation. Geneva

WHO. 2000. Technical Report. Obesity: preventing and managing the global epidemic. 894. WHO Report of a WHO Consulting 2000.

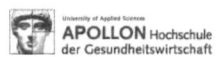
Anhang:

A) Tabellen der BMI Werte und Standardabweichungen für Jungen a) und Mädchen

a) http://www.who.int/childgrowth/standards/b_f_a_tables_z_boys/en/index.html:

b) http://www.who.int/childgrowth/standards/b_f_a_tables_z_girls/en/index.html

B) Hier eine Auflistung möglicher medizinischer Konsequenzen und

Komorbiditäten:

- Störungen des Kohlenhydratstoffwechsels (z.B. Insulinresistenz, gestörte

Glukosetoleranz

Diabetes mellitus Typ 2)

- Dyslipoproteinämie (niedriges HDL-Cholesterin, Hypertriglyceridämie, vermehrte

Hyperurikämie/Gicht

- Störungen der Hämostase (Steigerung der Gerinnung und Hemmung der

Fibrinolyse)

- Chronische Inflammation (z.B. erhöhtes CRP)

- Arterielle Hypertonie, linksventrikuläre Hypertrophie

- Kardiovaskuläre Erkrankungen (z.B. Koronare Herzkrankheit, Schlaganfall,

Herzinsuffizienz)

- Karzinome (Frauen: z.B. Endometrium, Zervix, Ovarien, Mamma, Niere, Kolon;

Männer:

z.B. Prostata, Kolon, Gallenblase, Pankreas, Leber, Niere, Ösophagus)

- Hormonelle Störungen (z.B. Hyperandrogenämie bei Frauen, Polycystisches Ovar-

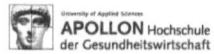
Syndrom, erniedrigte Testosteron-Spiegel bei Männern, Einschränkung der Fertilität)

- Pulmonale Komplikationen (z.B. Dyspnoe, restriktive Ventilationsstörungen,

    Hypoventilations - und Schlafapnoe-Syndrom)

- Gastrointestinale Erkrankungen (z.B. Cholecystolithiasis, akute und chronische

    Cholecystitis,

    Fettleber, nicht-alkoholische Fettleberhepatitis (NASH), Refluxkrankheit

- Degenerative Erkrankungen des Bewegungsapparates (z.B. Coxarthrose,

    Gonarthrose, Wirbelsäulensyndrome)

- Erhöhtes Operations- und Narkoserisiko

- Allgemeinbeschwerden (z.B. verstärktes Schwitzen, Gelenkbeschwerden,

    Belastungsdyspnoe)

- Einschränkung der Aktivitäten des täglichen Lebens (ADL)

- Verminderte Lebensqualität

- Erhöhtes Unfallrisiko

- Erhöhtes Komplikationsrisiko während der Schwangerschaft (z.B. Eklampsie,

    Gestationsdiabetes)

    und vor und nach der Entbindung (z.B. erhöhte Sektiorate, Nachblutungen)

- Psychosoziale Konsequenzen mit erhöhter Depressivität und Ängstlichkeit, soziale

    Diskriminierung,

- Selbstwertminderung, soziale Isolation

BEI GRIN MACHT SICH IHR WISSEN BEZAHLT

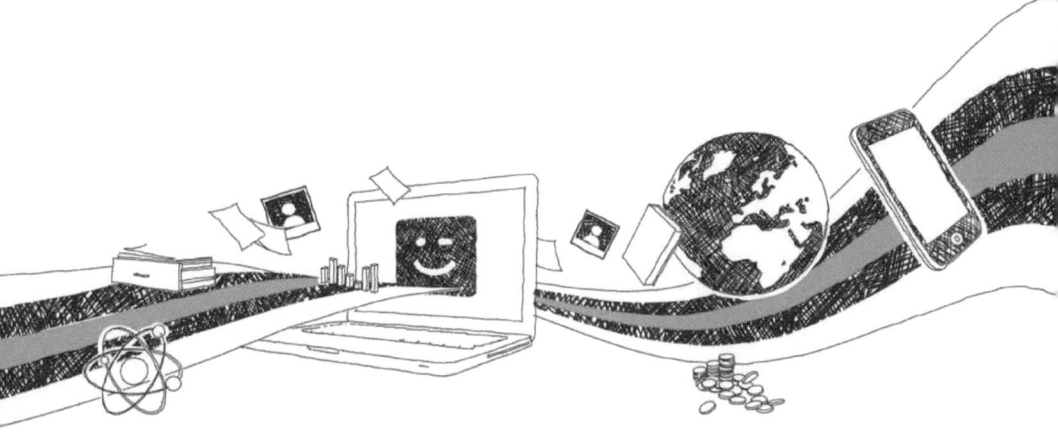

- Wir veröffentlichen Ihre Hausarbeit,
  Bachelor- und Masterarbeit

- Ihr eigenes eBook und Buch -
  weltweit in allen wichtigen Shops

- Verdienen Sie an jedem Verkauf

Jetzt bei www.GRIN.com hochladen und kostenlos publizieren

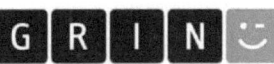